PUBLICATIONS DU *PROGRÈS MÉDICAL*

DE

LA DÉVIATION FACIALE

DANS

L'HÉMIPLÉGIE HYSTÉRIQUE

PAR

MM. les Drs E. BRISSAUD et P. MARIE

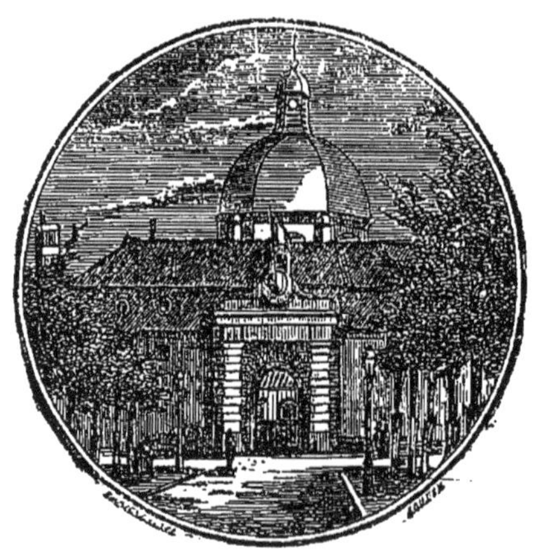

PARIS

Aux Bureaux du PROGRÈS MÉDICAL
14, rue des Carmes, 14

A. DELAHAYE et E. LECROSNIER
LIBRAIRES-ÉDITEURS
Place de l'École-de-Médecine

1887

DE

LA DÉVIATION FACIALE

DANS

L'HÉMIPLÉGIE HYSTÉRIQUE

On sait que, d'après Todd, d'après l'enseignement de M. le professeur Charcot, un des principaux caractères distinctifs de l'hémiplégie hystérique serait l'*absence de paralysie de la face.* — Cette affirmation a trouvé pleine créance, et la plupart des traités de pathologie nerveuse considèrent ce fait comme une véritable loi.

D'autre part, un certain nombre d'auteurs, dans des travaux spéciaux sur l'hémiplégie hystérique, ont avancé que l'hémiplégie faciale pouvait s'observer dans le cours de celle-ci, quelques-uns même l'y ont considérée comme fréquente. Parmi ces auteurs, on peut citer Lebreton (1), Seeligmüller (2), Buzzard (3), Kalkoff (4), Hélot (5), ce dernier va jusqu'à prétendre que la para-

---

(1) Lebreton. *Différentes variétés de la paralysie hystérique.* Thèse de Paris, 1868.

(2) Seeligmüller. *Deutsche med. Wochschft*, 1884, n° 42.

(3) Th. Buzzard. *Leçons cliniques sur les maladies du système nerveux*, 1882.

(4) Kalkoff. *Beiträge zur differential Diagnose der hysterischen und der kapsulären Hemianœsthesie. Inaug. Dissert.* Halle, 1884.

(5) Hélot. *Etude sur quelques cas d'hémiplégie hystérique.* Thèse de Paris, 1870.

*

lysie faciale existait dans trois des quatre cas qu'il a rapportés.

Il est un fait certain, c'est que, dans l'hémiplégie hystérique, on peut observer une *déviation*, quelquefois très intense de la *face* et de la *langue*. La loi de Todd est-elle donc inexacte ? — C'est ce que nous nous proposons de rechercher dans le cours de ce travail.

Notre maître, M. Charcot, a bien voulu étudier lui-même les deux malades dont il sera question plus loin et les montrer à son cours, il nous a aidé de ses conseils, nous l'en remercions vivement.

Avant toutes choses, nous croyons qu'il ne sera pas superflu d'envisager la question suivante : étant donné un malade atteint d'hémiplégie des membres et de la face, sur quels éléments de diagnostic pourra-t-on s'appuyer pour dire si cette hémiplégie est de nature organique ou hystérique ?

Début apoplectique. — Le début de la paralysie serait pour quelques auteurs plus lent dans l'hystérie, tandis que pour les affections organiques il est souvent apoplectique. — Mais, dans ces derniers temps, M. Debove (1) a appelé l'attention sur le mode de début brusque, tout à fait apoplectique de certains cas d'hémiplégie hystérique, ce mode de début peut alors simuler de la façon la plus parfaite celui d'une paralysie par lésion organique, et c'est avec raison que Sydenham a pu dire « quand l'hystérie attaque le cerveau, elle produit quelquefois une apoplexie entièrement semblable à l'apoplexie ordinaire et qui se termine comme elle par l'hémiplégie. »

Hémianesthésie. — S'il est vrai que la présence de l'hémianesthésie sensitive et sensorielle constitue une

(1) Voir à ce sujet le mémoire en cours de publication de M. Achard dans les *Archives générales de médecine* sur l'apoplexie hystérique.

forte présomption en faveur de l'hystérie, on sait aussi, depuis les travaux de M. le professeur Charcot et de ses élèves sur ce sujet, que ce phénomène peut quelquefois se montrer à la suite de lésions cérébrales du foyer. La présence de ce symptôme est donc loin d'être pathognomonique. Son absence posséderait-elle une signification plus précise, en un mot, toute hémiplégie non accompagnée d'hémianesthésie doit-elle être considérée ipso-facto comme non hystérique? Nul, croyons-nous, dans l'état actuel de la science n'oserait affirmer ce fait, car on sait qu'on peut par suggestion obtenir une hémiplégie avec conservation de la sensibilité.

Tremblement. Hémichorée. — Des manifestations de ce genre ont été, à diverses reprises, signalées dans l'hystérie par M. le professeur Charcot, qui en a fait l'objet de plusieurs leçons, et rien dans la physionomie de ces désordres moteurs ne diffère notablement de ce que l'on peut observer dans les hémiplégies de nature organique.

Localisation de la paralysie. — On sait qu'en général, dans l'hémiplégie vulgaire, le membre inférieur est notablement moins affecté (du moins au bout de quelques jours) que le membre supérieur. — Dans l'hémiplégie hystérique, le contraire s'observe assez souvent, le membre inférieur est alors plus paralysé que le supérieur. Mais cette localisation différente de la paralysie ne doit cependant pas être considérée comme une règle absolue; loin de là, car il n'est pas rare de voir des hémiplégies organiques avec prédominance sur le membre inférieur, et des hystériques avec prédominance sur le membre supérieur.

A propos de la paralysie du membre inférieur, il est bon cependant de rappeler un fait sur lequel M. le professeur Charcot insiste tout particulièrement dans ses leçons et qui présente un caractère de constance assez marqué, c'est la façon dont se comporte pendant la *marche* le membre inférieur paralysé. Chez les individus atteints de lésion cérébrale en foyer, ce membre,au lieu d'être, comme dans l'état normal, porté directement en avant au moyen de la flexion de la jambe et de la cuisse, ne peut plus être placé devant le membre inférieur sain que grâce à un mouvement d'abduction qui fait décrire au pied du côté malade une demi-circonférence, dont le pied du côté sain marquerait le centre ; pendant ce mouvement, le membre inférieur paralysé reste dans l'extension. — Chez les hystériques, au contraire, il en est tout autrement, le membre inférieur paralysé n'est plus porté en avant, il est traîné à la suite du membre sain, le malade marche un peu de la façon dont les petits enfants montent les escaliers, toujours la même jambe en avant ; de plus, pendant la marche, le membre inférieur du côté paralysé est souvent un peu fléchi et non plus étendu comme dans les cas de lésions organiques.

Enfin, au point de vue du *côté où siège* la paralysie, est-il bien utile de rappeler que, d'après quelques auteurs, l'hémiplégie hystérique est plus fréquente à *gauche* qu'à *droite*, alors que le contraire s'observe pour l'hémiplégie de cause organique ?

Le caractère tiré de la façon dont se comporte la *contracture* dans l'un ou l'autre cas ne semble pas non plus être toujours assez marqué ou assez constant pour qu'on lui assigne une importance très grande au point de vue du diagnostic. Voici en quoi il consiste : chez les hémiplégiques par lésion organique, la contracture serait moins forte après le repos et surtout le matin au réveil ; chez les hystériques, au contraire, la contracture persisterait aussi intense dans le sommeil que dans la veille et ne serait nullement atténuée le matin. Mais l'hémiplégie hystérique est loin de s'accompagner toujours de contracture.

L'*Atrophie musculaire* des membres paralysés a pu, pendant longtemps, être considérée comme excluant ipso-facto l'hypothèse d'une hémiplégie hystérique ;

ce signe n'a plus maintenant aucune valeur diagnostique depuis que M. Charcot (1) a fait voir que la diminution de volume des membres était loin d'être rare dans les paralysies hystériques et qu'elle pouvait même s'y montrer à un degré prononcé.

L'étude des *Réflexes*, préconisée par quelques auteurs, nous fournira-t-elle des indices plus sûrs ?

A. Réflexes tendineux.— Dans l'hémiplégie de cause organique ils sont, on le sait, le plus souvent augmentés et cela dans des proportions fort variables; dans l'hémiplégie hystérique ils sont, du moins à notre avis, le plus ordinairement normaux ou plus ou moins diminués; mais, dans certains cas, ils présentent une augmentation considérable et quelquefois même on a pu observer le clonus du pied. Ici encore, il est donc impossible,ainsi que l'a déjà fait remarquer l'un de nous (2), d'établir aucune règle fixe.

B. Réflexes cutanés. — Dans ces dernières années, M. Ottomar Rosenbach (3) a cru pouvoir admettre que, dans l'hémiplégie hystérique, les réflexes cutanés sont exagérés, tandis que les réflexes tendineux sont affaiblis. Il ne nous a pas été donné de constater cette exagération et elle n'existait pas non plus dans un des cas de Kalkoff. Il n'est pas rare, au contraire, d'observer la diminution ou même la disparition des réflexes cutanés chez les malades de ce genre.

C. Réflexe pharyngien. — La diminution ou la disparition du réflexe pharyngien chez les hystériques est un signe considéré avec juste raison comme ayant une

(1) J. M. Charcot, Leçons 1886. — Babinski. *Arch. de Neurol,* 1886.

(2) P. Marie et Souza-Leite. *Contribution à l'étude de la paralysie hystérique sans contracture. Revue de médecine,* 1884.

(3) Ottomar Rosenbach. *Erlenmeyer's Centralblatt,* 1879, p. 193.

réelle valeur, et cela d'autant plus que cette disparition peut exister même chez des individus ne présentant que des manifestations hystériques peu prononcées. Malheureusement, ce signe ne peut être que d'un bien faible secours pour diagnostiquer une hémiplégie organique d'avec une hémiplégie hystérique. La disparition du réflexe pharyngien peut, en effet, s'observer (1) dans les hémiplégies par lésion en foyer et cela avec une netteté aussi grande que lorsqu'il s'agit de l'hystérie.

Quant aux *Mouvements associés*, s'il est vrai qu'on les observe en général d'une façon plus constante et avec une intensité plus grande dans les hémiplégies organiques, il est bon de remarquer qu'ils existent quelquefois aussi dans l'hémiplégie hystérique, car chez notre malade Cl..., bien que faibles, on pouvait cependant les constater.

En résumé, on le voit, *nous ne connaissons aucun caractère objectif qui permette de distinguer avec certitude* une hémiplégie organique d'une hémiplégie hystérique.

En est-il de même pour *l'hémiplégie faciale*? C'est là le point sur lequel nous nous sommes proposé d'insister dans ce travail.

Nous donnons tout d'abord les observations de deux hommes atteints d'hémiplégie hystérique et présentant une déviation de la face et de la langue, nous nous efforcerons de faire ressortir ensuite les sin-

---

(1) L'un de nous, P.-M., a eu pendant son internat (1882) dans le service de M. Charcot l'occasion de constater à plusieurs reprises ce fait chez des malades atteints de paralysie pseudo-bulbaire (par lésion cérébrale en foyer). Contrairement à ce qui est affirmé par la plupart des auteurs, il a pu s'assurer que, dans ce cas, le réflexe pharyngien est aboli ou considérablement diminué, tandis que, chez les paralysies bulbaires vraies (par lésion des noyaux bulbaires), ce réflexe est beaucoup mieux conservé, sinon tout à fait normal, pourvu, bien entendu, que l'atrophie des muscles du pharynx ne soit pas telle que leurs mouvements soient devenus complètement impossibles.

gularités que présentaient celles-ci. Le diagnostic d'hémiplégie hystérique étant chez ces deux malades absolument indiscutable, nous ne donnerons en détail que la description de ce qui a trait à la déviation de la face.

Obs. I.—Cet homme (1) âgé de 24 ans et d'apparence robuste aurait eu déjà en août 1884, à la suite d'une chute, une hémiplégie droite avec déviation de la face; soigné à ce moment dans le service de M. Vulpian, il en serait, au bout de 4 à 5 mois, sorti complètement guéri. En août 1886, nouvelle hémiplégie droite après être tombé du brancard de sa voiture sur lequel il s'était endormi (cette hémiplégie ne s'est montrée que le lendemain de la chute) elle existe encore (décembre 1886), quoique un peu amendée.

Hémiplégie droite. Hémianesthésie droite sensitive et sensorielle. Diminution très marquée des réflexes tendineux et cutanés à droite. — Absence de mouvements associés. Perte du réflexe pharyngien.

Face.— Au *repos*, les deux commissures de la bouche sont absolument sur le même niveau, la lèvre inférieure est tout à fait horizontale, sans aucune déviation, la lèvre supérieure seule présente quelque chose d'anormal, elle est attirée en haut au niveau de la partie moyenne de sa moitié gauche (*Fig.* 1). L'aile gauche du nez est un peu plus relevée que la droite, le sillon nasolabial gauche un peu plus accentué que le droit.

Quand on fait *ouvrir la bouche* au malade, on constate que son orifice est beaucoup plus large à gauche qu'à droite, la partie moyenne de la moitié gauche de la lèvre supérieure étant fortement attirée en haut, le sillon naso-labial gauche devient énorme, celui de droite, au contraire, n'est presque pas modifié, tout au plus un peu déplissé ; dans cette attitude, on remarque des secousses très nettes et très rapides dans les muscles releveurs de la moitié gauche de la lèvre supérieure. Ces secousses se montrent aussi, mais beaucoup moins prononcées, au repos. La lèvre inférieure, au contraire, n'est déviée dans aucune de ses parties. Quand on dit au malade d'ouvrir simplement la bouche sans tirer la langue, on constate que celle-ci est cependant un peu déviée vers la gauche et animée de quelques mouvements qui l'empêchent de reposer immobile

---

(1) Ce malade fait l'objet de l'observ. XI de la thèse de E. Mechin (1887), sur les *Monoplégies brachiales hystériques* ; la déviation de la face y est signalée, mais est à tort attribuée à une hémiplégie faciale.

sur le plancher buccal. Lorsqu'on le fait *souffler*, on voit et on sent très bien avec le doigt la moitié droite de chaque lèvre s'avancer et s'appliquer fortement sur sa congénère (la supérieure sur l'inférieure) en se contractant ; la moitié gauche, au contraire, ne se rapproche qu'imparfaitement ; l'air ainsi projeté sort uniquement par la moitié gauche de la bouche, il n'en passe pas un atome par la moitié droite (côté soi-disant para-

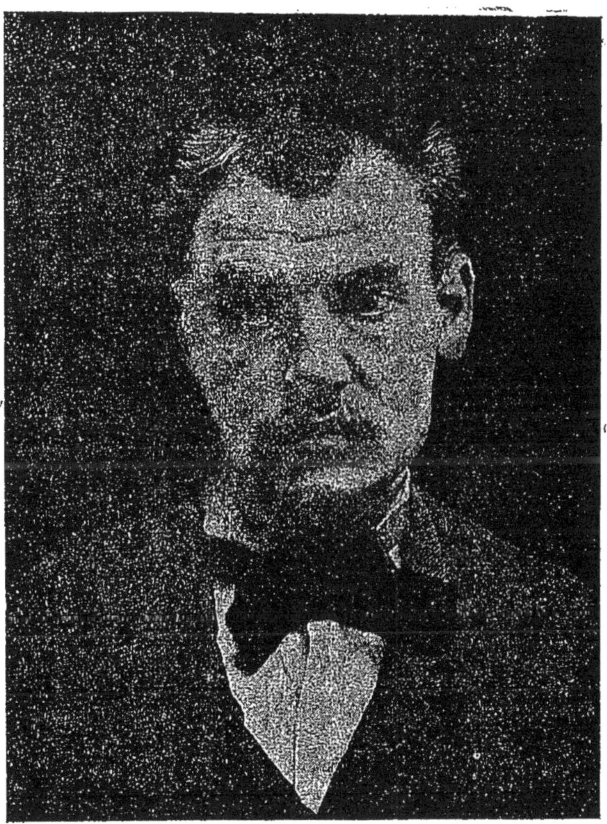

Fig. 1.

lysé). De plus, pendant qu'il souffle, la joue gauche se gonfle très fortement, la joue droite, au contraire, ne fait qu'une très légère saillie et reste, ainsi que la moitié droite des lèvres, à peu près sur le plan où elle se trouvait pendant le repos, tandis que la joue gauche, ainsi que la moitié gauche des lèvres, avance beaucoup en se gonflant.

Quand on lui enjoint d'*écarter* fortement les lèvres pour montrer ses dents, la moitié gauche de la lèvre supérieure se relève seule, et on n'aperçoit que les incisives et la canine gauches supérieures et inférieures.

Le malade prétend avoir assez souvent la bouche pleine de salive et même baver quelquefois, mais il n'a pas remarqué que ce fût plutôt d'un côté que de l'autre.

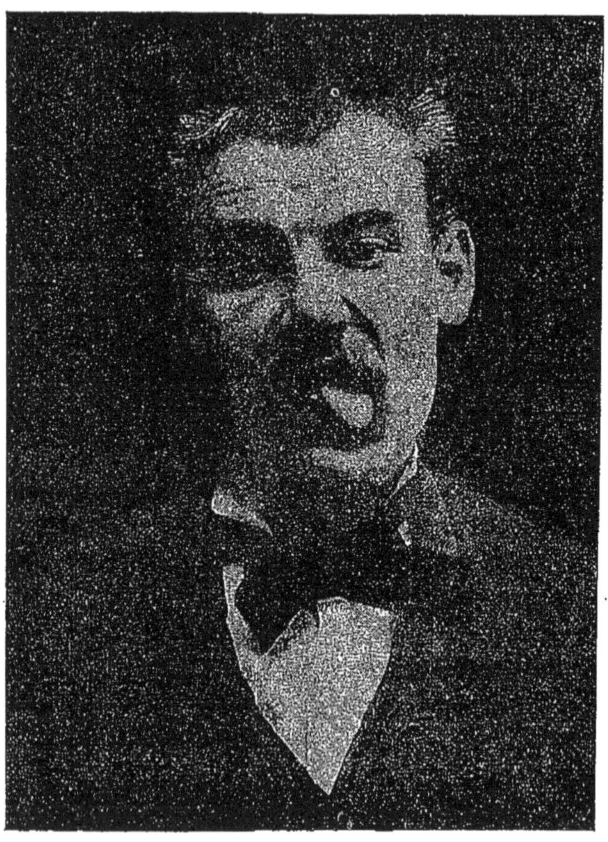

Fig. 2.

La *langue* est très fortement déviée à gauche, lorsqu'on la lui fait *tirer*, et elle éprouve alors un léger mouvement de rotation, grâce auquel la face supérieure de l'organe regarde à gauche et en haut.

La *luette* est longue, sa pointe dirigée un peu vers la droite, surtout quand on dit au malade de pousser un son, la moitié droite du voile du palais semble (?) alors se contracter un peu plus fortement que la gauche.

Le *facial supérieur* du côté gauche se contracte un peu moins fortement que celui de droite ; le malade peut, il est vrai, fermer les deux yeux sans difficulté, mais dans cette attitude les rides formées du côté gauche sont moins accentuées que celles du côté droit.

L'action des *sterno-mastoïdiens* semble n'être pas tout à fait équivalente, le malade tourne en effet la tête avec plus de force vers la gauche que vers la droite.

Voici donc un homme atteint d'hémiplégie hystérique à droite, chez lequel la bouche est nettement tirée du côté opposé à la paralysie, la langue déviée du même côté que la bouche et chez qui, par conséquent, l'existence d'une hémiplégie faciale droite semble, au premier abord, indiscutable.

En réalité, les choses sont loin d'être aussi simples, et, après un examen un peu minutieux, on s'aperçoit que cette déviation de la face n'a, en somme, rien de commun avec l'hémiplégie faciale telle qu'elle se montre chez les individus atteints de lésion organique.

Analysons les caractères de cette déviation de la bouche. — Il est aisé de reconnaître qu'elle est produite par un certain degré de parésie (?) de la musculature labiale du côté droit (correspondant à l'hémiplégie des membres) et en même temps par un degré bien plus accentué de contraction spasmodique de la musculature du côté gauche. — Cette contraction spasmodique est telle, qu'en réalité c'est elle qui domine la scène et donne à la bouche sa déformation. La parésie de la moitié droite des lèvres ne se révélerait guère, en effet, que lorsqu'on dit au malade de montrer ses dents. Cette parésie est d'ailleurs bien peu marquée, puisque, lorsque le malade souffle, c'est du côté gauche, en état de contraction spasmodique, que l'air s'échappe et non du côté droit ainsi que cela aurait lieu chez un hémiplégique par lésion organique (ce dernier « fumerait la pipe » du côté paralysé).

La langue présente aussi une anomalie, au lieu d'être déviée du côté de l'hémiplégie des membres, comme cela se voit, sinon chez tous, du moins chez presque tous les hémiplégiques par lésion organique, elle est tirée du côté opposé. De plus, cette déviation de la langue offre, au premier coup d'œil, quelque chose que nous n'avons jamais vu manquer chez les malades de ce genre, elle est *excessive*, et nous insistons sur ce caractère, car il semble bien avoir une réelle importance.

Il faut enfin signaler les *secousses musculaires* existant du côté gauche de la lèvre supérieure et se montrant aussi bien à l'état de repos que pendant les mouvements, secousses qui semblent dans un rapport intime avec l'état de contraction spasmodique de cette région signalé plus haut.

Ces caractères se retrouvent d'ailleurs dans leur ensemble, tout à fait analogues chez un malade du service de M. le professeur Charcot (obs. II), atteint d'hémiplégie hystérique. Maís, dans ce cas, la contraction spasmodique de la musculature faciale existe du même côté que l'hémiplégie des membres, ce qui ferait penser au premier abord qu'il s'agit d'une hémiplégie alterne. De plus, au lieu d'occuper comme dans le cas précédent la musculature de la lèvre supérieure, cet état de contraction spasmodique se manifeste sur la lèvre inférieure.

Obs. II. — Clav..., 46 ans, ancien cocher, a subi des revers de fortune qui l'ont vivement atteint. L'hémiplégie est survenue chez lui en avril 1886, et d'une façon lente et progressive, il ressentit d'abord des piootements et un engourdissement dans les orteils du pied droit, puis au bout de quelques jours ces sensations envahirent le membre inférieur et enfin toute la moitié droite du corps. En même temps, se montrait une parésie, puis une véritable paralysie de tout ce côté, avec déviation de la face ainsi que l'hémianesthésie. Cinq ou six semaines après le début de ces phénomènes, il aurait éprouvé une « paralysie de la langue » telle qu'il ne pouvait plus parler ; c'est probablement de mutisme hystérique qu'il était question, car depuis on a pu voir très nettement chez lui cette manifestation se reproduire.

Il entra alors dans le service de M. le Professeur Potain, et c'est grâce à l'obligeance de son chef de clinique, notre ami le Dr André Petit, qu'il fut envoyé à la Salpêtrière.

Actuellement (décembre 1886), l'hémiplégie des membres à droite est moins marquée qu'il y a quelques mois, l'hémianesthésie du même côté est complète sauf une plaque hyperesthésique dans la région dorsale, un point du même genre sur

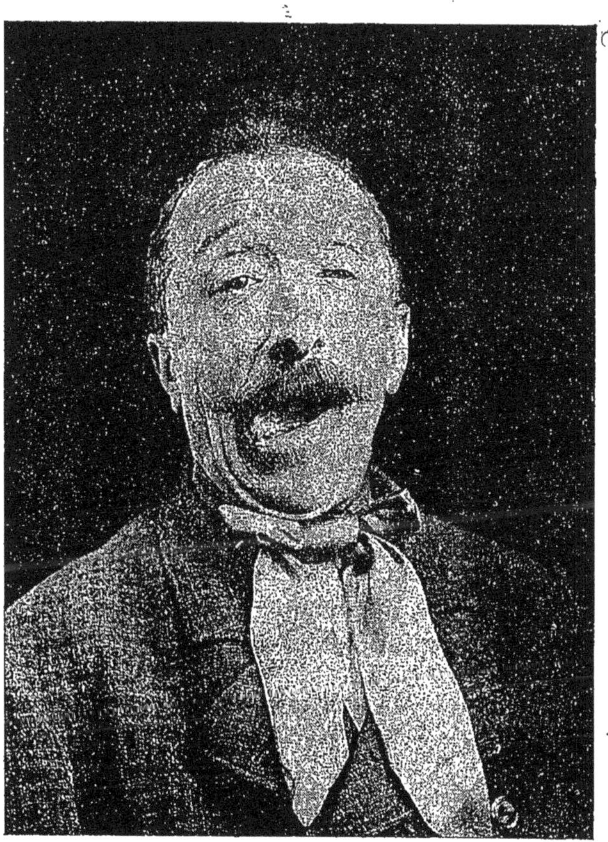

Fig. 3.

le cordon testiculaire et deux petites plaques non anesthésiques sur le dos de la main ; c'est une anesthésie sensitive et sensorielle ; il existe de la diplopie monoculaire. Pas de contracture, les réflexes rotuliens sont nuls à droite, très faibles et parfois nuls à gauche, absence du réflexe plantaire à droite. Au moyen de la bande d'Esmarch, M. Berbez, interne du service a pu produire chez ce malade des contractures transitoires. Perte du réflexe pharyngien, existence de quelques mouvements associés, légère atrophie des membres paralysés.

Face. — La déviation de la face est à peu près aussi prononcée actuellement qu'elle l'était il y a 6 mois, voici quels sont ses caractères :

A l'état de *repos*, les lèvres sont complètement jointes dans toute leur étendue, dans aucun point elles ne sont béantes; tout ce qu'on peut noter c'est que la commissure droite est très légèrement abaissée, tandis que la gauche est un peu relevée, la ligne d'affleurement des lèvres est non pas oblique mais en forme d' ∞ horizontale à courbes très peu accentuées. Le pli nasolabial gauche fait avec le nez un angle plus ouvert que le droit. L'épaisseur des lèvres n'est pas sensiblement modifiée. Il existe des *secousses* très nettes, soit isolées soit par séries de 2 ou 3, revenant de 2 à 10 fois par minute.

Quand on lui fait *tirer la langue*, on voit la lèvre supérieure rester à peu près horizontale dans toute son étendue, la lèvre inférieure au contraire est fortement déviée à droite, surtout dans sa moitié droite, et quoique la commissure gauche ne soit pour ainsi dire pas déplacée, toute la lèvre inférieure présente une obliquité très prononcée à droite et en bas. De telle sorte que la partie droite de la bouche offre un hiatus considérable, tandis que la partie gauche est seulement entr'ouverte. Dans cette attitude, les secousses de la lèvre inférieure droite deviennent encore bien plus nombreuses et plus intenses.

Quant à la *langue*, elle est tellement déviée à droite qu'elle ne peut pour ainsi dire pas être tirée hors de la bouche, mais vient se butter contre la joue et la commissure droites; en même temps elle subit un mouvement de torsion qui tend à diriger vers la droite sa face supérieure. Pendant tout le temps que le malade s'efforce de la tirer, la langue est animée de mouvements et de palpitations et ne peut rester dans une position fixe.

Lorsqu'on dit à Clav..., d'*ouvrir* simplement la bouche sans tirer la langue, les caractères de la déviation des lèvres restent les mêmes que tout à l'heure, mais un peu moins prononcés ; de plus, la langue ne peut non plus rester immobile sur le plancher de la bouche, elle est constamment animée de mouvements et ceux-ci tendent à la dévier vers la droite.

Ce malade ne peut arriver à faire de ses lèvres un *orifice circulaire* (action de sucer, d'embrasser), quand il cherche à réaliser ce mouvement il ne parvient qu'à tirer sa bouche à droite.

Quand on lui dit de *souffler*, on voit que seule, la joue

droite se gonfle et que tout l'air sort par la moitié droite des lèvres et nullement par leur moitié gauche.

Il *montre très bien ses dents* des deux côtés, mais lorsque, pendant ce mouvement, le spasme de la moitié droite de la lèvre inférieure devient très accentué, les dents de la moitié gauche de la mâchoire inférieure se trouvent en grande partie recouvertes, tandis que la gencive de la moitié droite est largement découverte; il n'y a, au contraire, aucune asymétrie pour la lèvre supérieure qui, elle, exécute parfaitement ce mouvement.

Il ne peut fermer complètement l'œil droit, ou tout au moins ne le ferme pas aussi fort que le gauche ; quand il cherche à le faire, les muscles du côté droit de la face sont animés de secousses, aussi bien ceux de la paupière que ceux des lèvres. Pendant ces efforts, la commissure droite s'écarte et s'entr'ouvre ; en analysant le mouvement, on voit que la lèvre supérieure droite est tirée en haut à son extrémité externe, tandis que l'inférieure est tirée en bas surtout dans un point situé à l'union du tiers externe avec les deux tiers internes, et qu'à ce niveau il se forme par suite de cette traction une concavité très prononcée.

Il existe aussi un certain degré de spasme dans les muscles du côté droit du cou, qui fait que le malade a presque toujours la tête un peu inclinée de ce côté; cette inclinaison augmente lorsqu'on lui fait ouvrir la bouche ou tirer la langue.

Chez ce second malade, à part quelques variantes, la déviation faciale présente bien les mêmes caractères que dans le premier. Il est de toute évidence que c'est uniquement au spasme qu'elle est due, il n'existe aucun vestige de paralysie. Quant aux secousses, quant à la façon dont l'air sort quand ils soufflent, tout cela est absolument identique chez les deux malades. Ce qui est un peu différent, c'est que le premier a la bouche déviée du côté opposé à la paralysie des membres (aussi a-t-il tout à fait l'apparence d'une hémiplégie vulgaire), tandis que, pour le second, la bouche est déviée du même côté que la paralysie des membres (on pourrait donc, au premier abord, penser à une hémiplégie alterne). Il semble, en effet, n'y avoir pas de loi fixe, quant au côté où se montre l'hémispasme facial dans l'hémiplégie hystérique, et nous avons eu l'occasion de voir d'autres malades qui présentaient cette apparence d'hémiplégie alterne. Une autre légère variante entre les deux malades est la suivante : chez le premier, c'est une des moitiés de la lèvre supérieure qui est en proie au spasme ; chez le second, c'est une des moitiés de la lèvre inférieure, aussi l'aspect de la déviation faciale était-il, comme on l'a vu, un peu différent.

Quant à la *déviation de la langue*, elle se montrait chez ce second malade vraiment *excessive*. C'est là un caractère qui nous semble être des plus constants dans l'hémiplégie hystérique, avec participation de la face (M. Charcot nous faisait remarquer que, toujours alors, la langue est tirée du côté où existe l'hémispasme facial). — Si, en effet, on relit à ce propos les observations déjà anciennes d'hémiplégie hystérique, on y retrouve, pourvu qu'elles soient un peu détaillées, la mention de ce phénomène. — C'est ainsi que dans l'observation II de Kalkoff (1), par exemple, on lit que : « la langue est fortement tirée vers la gauche, et comme coudée au milieu..... La paralysie de l'hypoglosse est, dans ce cas, toute particulière, tandis que la moitié postérieure de la langue, quand celle-ci était tirée, avait à peu près la déviation normale, la moitié antérieure, au contraire, se portait à gauche, en formant un coude à angle obtus. » — De même, dans l'observation I de Hélot, « la malade ne peut, comme on le lui ordonne, tirer la langue hors de la bouche, elle la renverse, au contraire, avec force du côté du pharynx dans le mouvement qu'elle exécute pour y arriver, et dévie la pointe vers la gauche..... Trois semaines plus tard, la langue est encore déviée à gauche d'une manière exagérée, son bord gauche couvre la commissure labiale correspondante. »

Ici, également, on le voit, la déviation de la langue est

(1) Nous pensons, contrairement à l'auteur, qu'il s'agit dans cette observation d'une véritable hémiplégie hystérique.

excessive, anormale, tout à fait bizarre, absolument comme chez les deux malades dont nous avons rapporté l'histoire. C'est là un caractère auquel on doit donc, vu sa fréquence, accorder une réelle valeur.

Dans l'observation suivante, due à M. Thomsen (1), on trouvera aussi très nettement indiqués les principaux caractères que nous décrivons comme propres à la déviation faciale dans l'hémiplégie hystérique. — A la vérité, l'auteur ne croit pas qu'on doive considérer son malade comme hystérique, mais bien comme atteint d'une neuro-psychose particulière ; pour nous, cette observation rentre dans le cadre de l'hystérie tout comme quelques autres cas fort intéressants eux aussi, publiés antérieurement par le même auteur. — Abstraction faite de toute controverse, il est assez curieux de constater que, chez ce malade, la déviation faciale offre autant d'analogies avec celle que présentaient nos deux hommes hystériques. — Nous ne citons de l'observation de M. Thomsen que la partie qui a trait directement à la bouche et à la langue.

..... La langue est tirée nettement vers la gauche, quoique l'hémiplégie siège à droite.

20 août. La paralysie des membres a presque complètement disparu; au contraire, il subsiste une légère parésie du facial droit avec *secousses fibrillaires* de la moitié droite de la face. La langue reprend peu à peu (commencement d'août) la position directe, un peu plus tard survient une tendance progressive à se dévier vers la droite. Quand le malade tire la langue, celle-ci est déviée d'une *façon extraordinaire* vers la droite, reste fixée dans cette position, et ne peut être portée vers la gauche qu'avec peine; *même quand elle reste dans la bouche*, la langue présente la même déviation vers la droite et un mouvement vibratile dans la musculature de l'une et l'autre moitié.

. . . .

Avril 1885. Il subsiste une légère parésie faciale à droite, et une forte déviation de la langue du même côté.

---

(1) R. Thomsen. *Ein Fall von tödtlicher mit anscheinenden Herdsymptomen sich combinirender Neuropsychose ohne anatomischen Befund.* — *Arch. f. Psych. XVII.*

Dans tous ces cas, on le voit, la déviation de la langue est *excessive*, anormale, tout à fait bizarre, absolument comme chez les deux malades dont nous avons rapporté l'histoire. C'est donc un phénomène auquel on doit, vu sa fréquence, accorder une réelle valeur. — Enfin, un fait à signaler, c'est la *persistance de la déviation de la langue* bien longtemps après la disparition des phénomènes hémiplégiques (voir les observations de Hélot, de Thomsen et notre observation II).

Il est bon de remarquer, d'ailleurs, que cette déviation spasmodique de la face et de la langue, cet *hémispasme glosso-labié* (Charcot) peut se montrer à l'état isolé chez les hystériques, indépendamment de toute paralysie des membres, et dans les cas de ce genre, toujours les caractères de cet hémispasme se sont trouvés analogues à ceux qui viennent d'être décrits chez nos deux hémiplégiques. — M. le professeur Charcot a montré des exemples de ce genre à ses cours, et c'est à lui que nous devons la connaissance du passage suivant de Brodie (1), passage qui indique la connaissance très nette de l'hémispasme glosso-labié à l'état d'isolement : « Je fus un jour consulté par une dame qui se plaignait de douleurs dans la tête et qui présentait une déviation latérale de la bouche ; on croyait à une paralysie des muscles de la face. Mais je constatai immédiatement l'existence de mouvements spasmodiques continus dans la joue et les paupières, du côté vers lequel s'était faite la déviation de la bouche, et, en faisant un examen plus minutieux, j'acquis la conviction que cette déviation était due, non pas à la paralysie des muscles du côté opposé, mais à l'état spasmodique des muscles du même côté. »

En résumé, les conclusions pratiques à tirer de ces faits nous semblent les suivantes :

Dans l'hémiplégie hystérique, il peut exister une *dé-*

---

(1) Brodie. *Leçons sur les affections nerveuses locales.* Trad. fr., p. 15.

viation de la face très analogue, dès le premier abord, à l'hémiplégie faciale des hémiplégiques organiques.

Cette déviation de la face dans la première se distingue de la seconde par les caractères suivants :

Etat de contraction spasmodique de la musculature d'un côté de la bouche, portant presque exclusivement sur une seule lèvre, la supérieure ou l'inférieure, et s'accompagnant de *secousses* généralement très accentuées.

Dans l'*acte de souffler*, il y a issue de l'air, non pas du côté que l'on soupçonnerait être paralysé, mais du côté ou existe l'état de contraction spasmodique.

Déviation excessive de la langue grâce à laquelle cet organe peut prendre les positions les plus bizarres ; cette déviation a lieu du côté où existe l'état de contraction spasmodique, et se montre le plus souvent même sans que la langue soit tirée, par le seul fait d'ouvrir la bouche ; fréquemment elle *persiste* un certain temps après la disparition de la paralysie des membres.

On voit donc que, dans les cas dont il vient d'être question, non seulement il n'existe pas d'hémiplégie faciale vraie, mais qu'il s'agit d'une déviation faciale présentant, par elle-même, des caractères tels que le diagnostic en est aisément fait, et que celle-ci peut même, bien souvent à elle seule, permettre de distinguer l'hémiplégie hystérique de l'hémiplégie organique.

PARIS. — IMP V GOUPY ET JOURDAN, RUE DE RENNES, 71.

www.ingramcontent.com/pod-product-compliance
Ingram Content Group UK Ltd.
Pitfield, Milton Keynes, MK11 3LW, UK
UKHW020230200726
13856UKWH00004B/1686

9 782011 906557